BEI GRIN MACHT SICH IHR WISSEN BEZAHLT

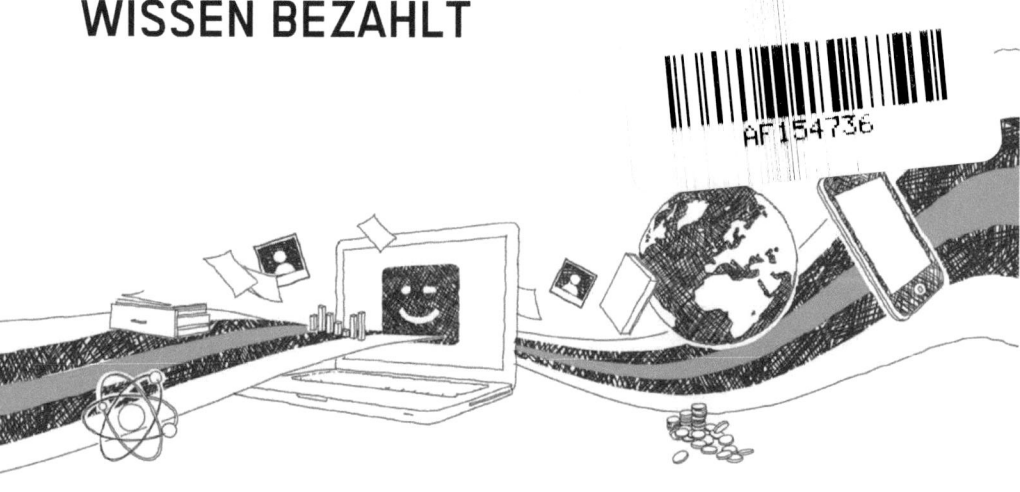

- Wir veröffentlichen Ihre Hausarbeit, Bachelor- und Masterarbeit

- Ihr eigenes eBook und Buch - weltweit in allen wichtigen Shops

- Verdienen Sie an jedem Verkauf

Jetzt bei www.GRIN.com hochladen und kostenlos publizieren

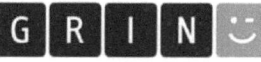

Bibliografische Information der Deutschen Nationalbibliothek:

Die Deutsche Bibliothek verzeichnet diese Publikation in der Deutschen National-
bibliografie; detaillierte bibliografische Daten sind im Internet über http://dnb.d-
nb.de/ abrufbar.

Impressum:

Copyright © 2015 GRIN Verlag, Open Publishing GmbH
Druck und Bindung: Books on Demand GmbH, Norderstedt Germany
ISBN: 978-3-668-17799-4

Klaus Schrage

Die Situation demenzkranker türkischer Migranten in Deutschland. Darstellung und Analyse kultursensibler, pflegerischer Beratungskonzepte

GRIN Verlag

GRIN - Your knowledge has value

Der GRIN Verlag publiziert seit 1998 wissenschaftliche Arbeiten von Studenten, Hochschullehrern und anderen Akademikern als eBook und gedrucktes Buch. Die Verlagswebsite www.grin.com ist die ideale Plattform zur Veröffentlichung von Hausarbeiten, Abschlussarbeiten, wissenschaftlichen Aufsätzen, Dissertationen und Fachbüchern.

Besuchen Sie uns im Internet:

http://www.grin.com/

http://www.facebook.com/grincom

http://www.twitter.com/grin_com

Hamburger Fern-Hochschule

Health Care Studies

Hausarbeit zum Thema:

Demenzkranke türkische Migranten in Deutschland, - allein gelassen oder aufgefangen? Eine Darstellung und Analyse unterschiedlicher kultursensibler, pflegerischer Beratungskonzepte

Klaus Schrage

Die Hausarbeit ist bis zum 05.12.2015 einzureichen.

Demenzkranke türkische Migranten in Deutschland,

– allein gelassen oder aufgefangen?

Eine Darstellung und Analyse unterschiedlicher kultursensibler, pflegerischer
Beratungskonzepte.

Inhaltsverzeichnis

1 Einleitung

Die Gruppe der älteren Menschen in Deutschland ist stetig wachsend. Die Vorausberechnungen des Statistischen Bundesamtes prognostizieren, dass 2030 in Deutschland der Altenquotient bereits bei über 75 liegt, und 2050 auf 85 ansteigen wird (Statistisches Bundesamt 2006). Der Altenquotient ergibt sich daraus, wie viele Personen, die 60 Jahre und älter sind, auf einhundert 20- bis 60-jährige entfallen. Damit verbunden ist auch ein Anstieg pflegebedürftiger Menschen.

Ältere Ausländer sind die am stärksten wachsende Bevölkerungsgruppe in Deutschland (Statistisches Bundesamt 2005). Die türkischen Migranten stellen die zahlenmäßig größte Gruppe, mit 2,5 Mio. Menschen, dar (MATTER/PIECHOTTA-HENZE 2013: 56; HAX-SCHOPPENHORST/JÜNGER 2010: 11). Unter dem Begriff *„Migrant"* sind jedoch *„sehr unterschiedliche Lebensschicksale mit äußerst heterogenen Bedingungen, Motivationen und Erfahrungen zusammengefasst, die lediglich als dünne Gemeinsamkeit haben, nicht der Mehrheitsgesellschaft anzugehören, sondern primär aus einer anderen Region, einem anderen Land bzw. einem anderen kulturellen Umfeld zu kommen"* (ASSION 2005: 133). Die Gruppe der Migranten (im Folgenden wird nur die Geschlechter neutrale Bezeichnung *„Migrant"* gewählt) unterscheidet sich demnach in den Aspekten sozioökonomischer Status und Aufenthaltsdauer im Aufenthaltsland (1. Generation, 2. Generation etc.), sowie im Wanderungsmotiv (Familienzusammenführung, Arbeitsmarkt, Flucht, traumatische Erfahrungen etc.), Rechtsstatus und kulturellen Hintergrund (vgl. HAX-SCHOPPENHORST/JÜNGER 2010: 9).

Mit Blick auf die historischen und aktuellen Entwicklungen wird heute der noch weiter greifende Begriff *„Menschen mit Migrationshintergrund"* verwendet. Einen Migrationshintergrund haben Ausländer, im Ausland Geborene und nach dem 1. Januar 1950 Zugewanderte, Eingebürgerte sowie Kinder, bei denen mindestens ein Elternteil in eine der genannten Kategorien fällt (vgl. HAX-SCHOPPENHORST/JÜNGER 2010: 11).

In Deutschland liegen bisher keine genauen Schätzungen über die Prävalenz von Demenzen bei Menschen mit Migrationshintergrund vor. *„Hierbei erscheint aufgrund der demographischen Struktur der Bevölkerung mit Migrationshintergrund in Deutschland – welche noch überwiegend unter 65 Jahre alt ist – die Prävalenzmessung noch weniger relevant, als die Frage nach der kultur- und bedarfsangepassten Versorgung dieser heterogenen Gruppe"*(vgl. MATTER/PIECHOTTA-HENZE 2013: 20). Infolgedessen müssen auch die Beratungskonzepte entsprechend angepasst werden, da diese als *„Türöffner"* für eine *kultur- und bedarfsangepasste Versorgung* demenzerkrankter Menschen mit Migrationshintergrund bzw. türkischer Herkunft dienen.

Dazu ist es erforderlich Ursachen zu ermitteln, die eine Beratung und Betreuung von Demenz erkrankten türkischen Migranten und deren Angehörigen erschweren oder entgegenstehen. Hilfreich ist es, Aspekte, wie Kommunikationsprobleme (aufgrund einer möglichen Sprachbarriere), kulturell-geprägte Erklärungsmodelle für Erkrankungen (Krankheitskonzepte) und Behandlungserwartungen, mangelnde Aufklärung über Angebote der Gesundheits- und Beratungssysteme, strukturelle Rahmenbedingungen, Bildungsgrad und soziale Herkunft mit einzubeziehen.

Fraglich ist, ob sich bereits vorhandene Beratungsstellen auf diese Hürden eingestellt haben, oder Nachbesserungsbedarf besteht. Im Zentrum der vorliegenden Arbeit soll die Frage stehen: *„Werden demenzkranke türkische Migranten vom deutschen Gesundheits- bzw. Beratungssystemen allein gelassen oder aufgefangen?"*

Es werden exemplarisch bereits in Deutschland vorhandene Konzepte der Beratung vorgestellt, abschließend wird nach einer Analyse ein Fazit gezogen werden.

2. Beratungsbedarf, Prävalenzrate

Um überhaupt die oben genannte Fragestellung klären zu können, ist es zunächst wichtig den Gesundheitszustand dieser Bevölkerungsgruppe zu betrachten. Der objektive und subjektiv gefühlte Gesundheitszustand älterer Migranten ist laut wissenschaftlicher Studien schlechter als der der deutschen Bevölkerung gleichen Alters (vgl. KAISER 2009: 41). Der Alterungsprozess scheint bei einer vergleichsweise niedrigeren Lebenserwartung insgesamt früher einzusetzen. Ursächlich dafür sind unterschiedliche kumulierende Faktoren, die zum Teil im Zusammenhang mit der Migrationserfahrung stehen, zum überwiegenden Teil aber auf die sozioökonomische Lebenslage älterer Migranten basieren (vgl. KAISER a. a. O.). Arbeitsmigranten (sog. *„Gastarbeiter"*), die zwischen 1955 und 1973 angeworben wurden, sind jetzt im Rentenalter (ULUSOY/GRÄßEL 2010: 330).

Die erste Migrantengeneration, die entgegengesetzt früherer Erwartungen ihren Lebensabend in Deutschland und nicht in ihrer Heimat verbringt, wiesen zusätzlich ein erhöhtes Erkrankungsrisiko auf (ULUSOY/GRÄßEL a. a. O.). Obwohl die Integration der sogenannten *„Gastarbeitergeneration"* meist gelungen ist, ist sie einer Vielzahl von direkten und indirekten Belastungsfaktoren ausgesetzt, die im Alter von Bedeutung sein können (vgl. HAX-SCHOPPENHORST/JÜNGER 2010: 87). Direkte Belastungsfaktoren sind Frühinvalidität, gehäuft auftretende Berufskrankheiten, Arbeitsunfälle, allgemeine gesundheitliche Beeinträchtigungen (Herz-, Kreislauf, Diabetes etc.) und psychosomatische Krankheiten (vgl. HAX-SCHOPPENHORST/JÜNGER 2010: 88).

Indirekte Belastungsfaktoren sind emotionale Belastungen aus der Migrationserfahrung, gelebte Lebens- und Arbeitsbedingungen, Generationskonflikte, Kommunikationsbarrieren durch mangelnde Sprachkenntnisse, Zugangsschwierigkeiten zur medizinischen Versorgung und erlebte Ausgrenzung (vgl. HAX-SCHOPPENHORST/JÜNGER 2010: 87). Alle genannten Faktoren beeinflussen die Gesunderhaltung der Migranten die in Deutschland leben und alt werden. Ende 2000 waren 624.054 Menschen von der ersten Generation der Gastarbeiter 60 Jahre und älter. Nach der neuesten

Hochrechnung des Statistischen Bundesamtes wird dieser Personenkreis bis zum Jahr 2030 auf 2,8 Mio. ansteigen (vgl. Statistisches Bundesamt 2009, 18 ff.). Dieser zusätzliche Bedarf an medizinisch- pflegerischer Leistung wird von den Gesundheitsdienstleistern überwiegend ignoriert (vgl. HAX-SCHOPPENHORST/JÜNGER 2010: 88). Ursächlich dafür ist, dass viele Migranten im Besitz der deutschen Staatsbürgerschaft sind und nicht in den Statistiken erwähnt werden und das Thema gar nicht öffentlich diskutiert wird (vgl. SCHOPPENHORST/JÜNGER a. a. O.). In der deutschen Mehrheitsgesellschaft herrscht vorwiegend die Ansicht, dass der Pflegebedarf bei Migranten nicht so hoch ist wie bei der deutschen Bevölkerung. Man ist der Ansicht, dass Migranten bereits in deren Familien ausreichend versorgt seien. Dies geht mit überidealisierten Vorstellungen von den familiären Strukturen einher (vgl. HAX-SCHOPPENHORST/JÜNGER 2010: 88).

Tatsächlich leben aber viele Migranten ebenfalls wie deutsche Bürger in Single-Haushalten und es ist ihnen aus den gleichen Gründen wie deutsche Familien nicht möglich, Teile der Pflege für die alt gewordenen Eltern zu übernehmen (vgl. HAX-SCHOPPENHORST/JÜNGER a. a. O.). Des Weiteren besteht der Irrglaube, die überwiegende Anzahl der Migranten werde im Alter in ihre Herkunftsländer ziehen. In Wirklichkeit scheuen Migranten eine erneute Übersiedlung (*Remigration*) in ihre Heimatländer, wegen der hohen Belastungen, die ein erneuter Wechsel des Lebensmittelpunktes mit sich bringen würde. Es wird dabei auch übersehen, dass viele Migranten seit Jahrzenten ihre Heimat in Deutschland haben (vgl. HAX-SCHOPPENHORST/JÜNGER 2010: 89).

In Deutschland sind ca. 1,2 % der 65−69-Jährigen (50.000 Menschen) an einer Demenz erkrankt. Bei den 75- bis 79 Jährigen sind es 6 % (170.000 Menschen), bei den 85- bis 89-Jährigen 23,9 % (260.000) und bei den 90-Jährigen sind 34,6 % (177.000) betroffen. Nach neuesten Studien treten Demenzerkrankungen bei älteren Migranten in etwa gleich häufig auf wie bei der Mehrheitsbevölkerung (vgl. GRIEGER 2009: 9−23).

Einige Autoren gehen sogar von einer *höheren Prävalenzrate aus und behaupten, dass der lang anhaltende und ausgeprägte Stress, dem Migranten oftmals ausgesetzt sind, Auswirkungen auf die synaptische Plastizität haben, was wiederum Gedächtnisstörungen begünstigen kann* (vgl. MATTER/PIECHOTTA-HENZE 2013: 81). In Deutschland leben ca. 120.000 an Demenz erkrankte Migranten, genaue Zahlen liegen jedoch nicht vor (vgl. HAX-SCHOPPENHORST/JÜNGER a. a. O.). Ebenso sind keine genaueren statistischen Aussagen oder repräsentative wissenschaftliche Untersuchungen derzeit bekannt. Es stellt sich nun die Frage, ob demenzkranke Migranten und ihre Angehörigen von bestehenden Angeboten und Leistungen des Gesundheitssystems in gleichen Maße erreicht werden und diese in Anspruch nehmen wie Einheimische ohne Migrationshintergrund, oder ob sie vielmehr kaum von den Fortschritten der Diagnostik, Versorgung und Behandlung profitieren.

Untersuchungen bzw. Forschungsergebnisse zum Thema *„Demenz und Migration"* gibt es nur wenige (vgl. KAISER 2009: 60). Im *nationalen Integrationsplan*, den die Bundesregierung im Jahr 2007 verabschiedet hat, heißt es wörtlich: *„Als besonders problematisch erweist sich das Thema Demenz und Migration. Migrantinnen haben oft falsche Informationen zum Krankheitsbild Demenz, es ist eher ein Tabuthema. Hier fehlen entsprechende kultursensible Informations- und Beratungsangebote insbesondere für die pflegenden Angehörigen. Auch die Begutachtung von pflegebedürftigen an Demenz erkrankten Migranten und Migrantinnen ist aufgrund der fehlenden und im Krankheitsverlauf degenerierenden Sprachkompetenzen problematisch. Die derzeitigen Begutachtungsverfahren sind zum Teil für die Begutachtung von Migrantinnen und Migranten ungeeignet"* (Die Bundesregierung 2007: 100). Aus diesen Aussagen ergeben sich viele Aspekte, die einer besonderen Betrachtung und Analyse bedürfen.

Augenscheinlich scheint es zahlreiche Barrieren zu geben, die den Zugang zum deutschen Gesundheitssystem erschweren.

3. Barrieren

Es scheint ganz unterschiedliche Ursachen zu geben, warum die Unterstützung durch deutsche Hilfesysteme nicht in Anspruch genommen wird. Einige Gründe hängen sicherlich mit dem Wertesystem und den Migrationserfahrungen türkischer Migranten zusammen.

3.1 Familie, Religion, Scham

Ältere türkische Migranten sind eine sehr heterogene Gruppe bezogen auf ihre Religiosität, Bildungsstand und Migrationsgeschichte sowie auf ihr Wertesystem. In Befragungen dieser Gruppe stellen sich besonders als für sie wichtige Werte, *Familie* und *Religion* heraus. Besonders für türkische Migranten der ersten Generation ist ein *kollektivistisches Gesellschaftssystem* von großer Bedeutung und sogar noch stärker handlungsleitend als bei Türken in ihrem Heimatland (vgl. MATTER/PIECHOTTA-HENZE 2013: 49). Ursächlich dafür sind deren Migrationsgeschichte und der damit verbundenen Kampf um die eigene Identität in einem fremden Land. Die Familie spielt eine wesentlich bedeutendere Rolle als das Individuum. Konflikte und Schwierigkeiten werden im Familienrat diskutiert. Dabei werden Probleme und gesundheitliche Entscheidungen vorwiegend in der Familie gelöst, ein Scheitern gilt als Schande. Krankheiten werden außerhalb des familiären Systems tabuisiert (vgl. MATTER/PIECHOTTA-HENZE 49, 50). Unter türkischen Migranten, wie auch bei Türken in ihrem Heimatland, ist eine Art traditionelle Hierarchie verankert, die in der gesamten türkischen Gesellschaft bekannt ist, weitergegeben und geschätzt wird. Darunter ist der Respekt gegenüber Älteren (*saygi*) und ein gewisses nachsichtiges, behutsames Aufziehen der jüngeren Kinder (*sevgi*) gemeint. Ältere Menschen werden in entscheidenden Fragen um Rat gefragt (vgl. BOSE/TERPSTRA 2012: 62). Familie und Religion haben die gleich wichtige Bedeutung, und einen hohen Stellenwert im Wertesystem. Viele türkische Migranten sind gläubige Moslems.

Im *Koran* heißt es: *"Der Beste unter euch ist der, der seine Frau am besten behandelt."* *Koran* und *Sunna* beschreiben die Lebensform eines Moslems. Jeder Sohn und jede Tochter ist verpflichtet, sich um die Eltern zu kümmern, weil es zum Kreislauf des Lebens gehört: *"Erst kümmern sich die Eltern um die Kinder, dann kümmern sich die Kinder um die Eltern"* (vgl. MATTER/PIECHOTTA-HENZE 2013: 49, 50). Daraus resultiert die Vermutung, Unterstützungen des deutschen Hilfesystems gar nicht erst annehmen zu wollen. Tatsächlich ist in der türkischen Gesellschaft die Einschätzung vorherrschend, dass die Pflege von Angehörigen ein essentieller und selbstverständlicher Teil der Familie ist (vgl. MATTER/PIECHOTTA-HENZE 2013: 58 f.).

3.2 Krankheits- und Gesundheitsverständnis

Sehr bedeutsam ist der Aspekt, dass Religion die Sichtweise auf Krankheit bestimmt. Die sozial und kulturell variierenden subjektiven Gesundheitsvorstellungen/-Theorien sind von entscheidender Bedeutung, weil sie Einschätzungen und Akzeptanz von Versorgungsangeboten sowie die Inanspruchnahme von Gesundheitsdienstleistungen beeinflussen.

Das Wort *"Demenz"* ist im türkischen Wortschatz nicht zu finden. *"Das magisch-religiöse Krankheitsbild findet oft Anwendung, meist in Koexistenz mit weiteren Krankheitsbildern (z. B. naturgebundenen Kausaltheorien). Im magischen-religiösen Krankheitsbild wird die Meinung vertreten, dass Ursachen Krankheiten nicht im Körper zu suchen, sondern z. B. eine Strafe Gottes sind oder durch Verhexung oder dämonische Mächte ausgelöst werden"* (vgl. WECKER/LUPASKOI HIZDEN 2004: 490). Die Religion bestimmt das Krankheitsverständnis. Krankheit wird als Wille Gottes und als Prüfung gesehen. Diese Prüfungen hat man zu bestehen. Der Prophet Hiob dient als Vorbild für Geduld, weil dieser trotz allen Leids Gott treu geblieben ist. Der Arzt wird primär als Hand Gottes betrachtet, die über die Verordnung von Medikamenten dazu beitragen kann, Krankheiten zu lindern (vgl. MATTER/PIECHOTTA-HENZE 2013: 50). Dieses Krankheitsverständnis beeinflusst sicherlich die Bereitschaft, Unterstützung des deutschen Hilfesystems anzunehmen.

3.3 Ängste

Zahlreiche Migranten haben mit deutschen Institutionen und Behörden schlechte Erfahrungen gemacht. In ihrem Heimatland gibt es keine Beratungsstellen und letztere werden fälschlicherweise oft mit Behörden gleichgesetzt (vgl. NESTMANN/NIEPEL 1993: 59). Viele von ihnen befürchten, dass mit einer Beratung, ähnlich wie bei einem Entzug des Sorgerechts und der Heimeinweisung durch Jugendämter, auch ihre älteren Angehörigen in Heime überwiesen werden könnten (vgl. MATTER/PIECHOTTA-HENZE a.a.O.). Der Ablauf einer Beratung ist ihnen nicht bekannt und es bestehen Ängste bezüglich des Ablaufs der Beratung in eine peinliche Situation zu geraten oder die Beraterin/ den Berater nicht zu verstehen. Nur bei Zuspitzung der Situation und Rechtfertigung nach außen ist man bereit, Hilfen in Anspruch zu nehmen (vgl. MATTER/PIECHOTTA-HENZE 2013: 50).

3.4 Informationsmangel, Zuständigkeit

Viele türkische Migranten sind über psychische Störungen *nicht informiert*. Sie nehmen die psychische Krankheitssymptome und Störungen nicht als solche wahr und erwarten Linderung durch Hausärzte, Medikamente oder religiöse Heiler (vgl. NESTMANN/NIEPEL 1993: 59). Vergesslichkeit wird als normal betrachtet und deshalb gibt es kein Problembewusstsein für Demenzerkrankungen (vgl. MATTER/PIECHOTTA-HENZE 2013: 50). Psychosoziale Beratungsstellen und deren Funktionen sind vielen türkischen Migranten unbekannt. Wenn sie von ihnen erfahren, besteht eine hohe Hemmschwelle deren Angebote in Anspruch zu nehmen. Sie gelten für viele Türken *als eine der „deutschen Behörden", mit denen man ohnehin unangenehme Erfahrungen hat und bei denen man am besten nicht mit Problemen auffallen möchte.* Andererseits fühlen sich deutsche

Beratungsfachkräfte mangels kulturspezifische Kenntnisse und aufgrund sprachlicher Probleme für die Beratung türkischer Migranten nicht sicher genug, und bezeichnen sich als „nicht zuständig" (vgl. NESTMANN/NIEPEL a .a. O.).

Einige Autoren stellten in ihrer Studie fest, dass 60% der Angehörigen dementiell erkrankter türkischer Migranten aus Unkenntnis keine Hilfen deutscher Gesundheitssysteme in Anspruch nahmen (vgl. VETTER et al. 1997: 175–183).

3.5   Kommstruktur

Überhaupt erst einmal selbst die Initiative zu ergreifen und sich Unterstützung von einer „offiziellen Stelle" zu suchen, ist aus ihrem Heimatland Türkei unbekannt. In Deutschland herrscht jedoch bezüglich der Hilfsangebote eine „Kommstruktur" vor, d.h. die Hilfesuchenden kommen in die Einrichtung. Dieser Umstand erschwert den Zugang zu den „Hilfesuchenden" türkischen Migranten (vgl. MATTER/PIECHOTTA-HENZE 2013: 50 f.).

3.6   Kommunikation, Diagnoseproblematik

Barrieren entstehen nicht immer erst, wenn die Betroffenen aufgrund der demenziellen Symptomatik Beratungsstellen und Hilfsangebote in Anspruch nehmen wollen. Oftmals kommt es gar nicht erst zu einer Diagnostik oder zu falschen Diagnoseergebnissen aufgrund inadäquater Tests. Die Diagnose einer Demenzerkrankung ist komplex und erfordert unterschiedliche Diagnosemethoden. Zu einer ausreichenden Demenzdiagnostik sind *Selbst- und Fremdanamnese, die Untersuchung des klinischen Status (beispielsweise zur Erfassung vaskulärer Risikofaktoren), Labordiagnostik, bildgebende Verfahren und neuropsychologische Untersuchungen zur Messung des kognitiven Defizits* erforderlich (vgl. MATTER/PIECHOTTA-HENZE 2013: 81). Der Einsatz solcher Diagnoseverfahren ist oftmals aufgrund kultureller Unterschiede, geringen

Bildungsniveaus und mangelhafter Sprachkenntnisse kaum oder gar nicht möglich (vgl. Kessler/Kalbe 2010: 30 −33). Hinzu kommt die Tatsache, dass sich die zum Teil nur wenig vorhandenen deutschen Sprachkenntnisse aufgrund der dementiellen Entwicklung verschlechtern können (vgl. STREIBEL 2010: 8−13).

Außerdem erschweren zusätzlich Analphabetismus bzw. funktioneller Analphabetismus, der bei türkischen Arbeitsmigranten häufig vorkommt, eine neuropsychologische Diagnostik (vgl. Kessler/Kalbe a.a.O.). Bisher existieren für ältere Migranten wenig geeignete psychometrische Diagnosemethoden und Screening-Verfahren (z. B. Mini-Mental-Status-Test) sind bildungsabhängig und sprachlastig, so dass bei kognitiv gesunden aber wenig gebildeten Testpersonen falschpositive Ergebnisse möglich sind (vgl. MATTER/PIECHOTTA-HENZE 2013: 82).

3.7   Fehlende bedarfsgerechte Angebote

Bislang sind spezielle Angebote für demenziell erkrankte türkischer Migranten im stationären, teilstationären und ambulanten Bereich kaum anzutreffen bzw. selten auf deren Bedürfnisse zugeschnitten. Ein vernetztes adäquates Versorgungsangebot fehlt in den allermeisten Regionen. Niedergelassene Ärzte sind nicht auf die Bedürfnislage und die Gesundheitsprobleme von türkischen Migranten eingestellt (vgl. KAISER 2009: 63; PIPOS 2004: 36; NESTMANN/NIEPEL 1993: 59).

3.8   Kulturschock

Ein im Zusammenhang mit der Bereitschaft, fremde „deutsche Hilfe" in Anspruch zu nehmen, stehendes Phänomen, ist das Auftreten von Kulturschock-Syndromen bei türkischen Migranten. Die heute betroffene Gruppe älterer türkischer Migranten entstammt der ersten Generation der sogenannten „Gastarbeiter". *„Menschen, die nicht mehr in ihre Heimatkultur zurück können und auf das Leben in dem neuen*

Land angewiesen sind und in dieser Eskalationsphase steckenbleiben, ziehen sich nahezu völlig in ihre gewohnte Kultur zurück und schotten sich ab mit allen Überfremdungsängsten von der neuen und dadurch immer unbekannt bleibenden neuen Kultur ab" (vgl. BOSE/TERPSTRA 2012: 62). Dies könnte mitursächlich sein, warum Informationsdefizite über vorhandene Hilfsangebote vorhanden sind. Außerdem entstehen Ängste, Kontakt mit den zuständigen deutschen Einrichtungen und Beratungsstellen aufzunehmen.

3.9 Finanzielle Aspekte

Es könnten aber auch finanzielle Aspekte eine Rolle spielen, sich Beratungs- und Hilfesystemen zu entziehen. Wie Eine Datenanalyse des Medizinischen Dienstes der Krankenversicherung Westfalen-Lippe (MDK-WL) ergab, dass lediglich 7% der türkischen Familien Pflegeleistungen bzw. Kombinationsleistungen und nur 2% stationäre Leistungen beantragt haben (vgl. ULUSOY/GRÄßEL 2010: 332). Umgekehrt haben aber 42% „nichttürkische" Personen Pflegeleistungen bzw. Kombinationsleistungen in Anspruch genommen. Auch vollstationäre Leistungen wurden mit 29% häufiger in Anspruch genommen. Beim Pflegeantrag wurden demzufolge vornehmlich Geldleistungen beantragt (vgl. ULUSOY/GRÄßEL 2010: 332). Dies hat mittelbar zu Folge, dass an Demenz erkrankte Familienmitglieder kaum oder gar keinen Kontakt zu deutschen Hilfesystemen bekommen.

3.10 Einzelfälle

Seit Änderung des Aufenthaltsgesetzes 2005 können türkische Migranten mit Aufenthaltstitel auf Antrag und unter bestimmten Voraussetzungen in die Türkei zurückreisen, ohne ihren Status in Deutschland zu verlieren bzw. ihre erworbenen Rentenversicherungsansprüche zu verlieren. Pflegeversicherungsleistungen werden allerdings in der Türkei nicht ausgezahlt, da es kein Mitgliedsland der Europäischen Union ist (vgl. MATTER/PIECHOTTA-HENZE 2013: 51). Einige

Autoren berichten sogar von Fällen, in denen türkische Migranten mit Demenz von ihren Familienangehörigen in die Türkei zurückgeschickt worden seien. Statistiken zeigten, dass wesentlich weniger Todesfälle auftraten, als der prozentuale Anteil an der Bevölkerung vermuten ließe. In Nürnberg solle ein türkischer Arzt sogar den Angehörigen empfohlen haben, die an Demenz erkrankten Familienmitglieder in die Türkei zurückzuschicken (vgl. MATTER/PIECHOTTA-HENZE a. a. O.).

4.   Erste Modelprojekte

Die bereits genannten Aspekte könnten vermuten lassen, dass das deutsche Beratungs- und Versorgungssystem sich zu wenig auf die kulturspezifischen Bedürfnislagen türkischer Migranten eingestellt habe.

Dennoch sind einige Modelprojekte in Deutschland vorhanden, die auf die Beratungsbedürfnisse älterer Demenz kranker türkischer Migranten und deren Angehörigen zugeschnitten sind. Einige von ihnen sollen hier exemplarisch genannt und beschrieben werden.

4.1   Migrantenambulanz der Rheinischen Kliniken Langenfeld

Die *Migrantenambulanz der Rheinischen Kliniken Langenfeld* bietet seit 2004 ein Angebot, das oben genannte Barrieren zu überwinden hilft (vgl. KAISER 2009: 74). Es ist Fachpersonal mit eigenen direkten oder indirekten Migrationserfahrungen vorhanden, welches sowohl die Kultur, Systeme und Sprache ihres Heimatlandes und Deutschlands beherrscht. Aus ihren eigenen Erfahrungen resultiert eine verbesserte Empathie für Personen mit migrationsspezifischen Problemen und Bedürfnissen. Hauptzielgruppe sind zunächst türkische Migranten gewesen. Seit 2007 richtet sich das Angebot an Migranten mit russischen Wurzeln. Schwerpunktmäßig behandelt die Ambulanz Altersdepressionen und beginnende Demenzen. Es werden Beratungs- und Informationsgespräche in externen

Einrichtungen durchgeführt. Dies können u.a. auch türkische Kulturzentren und Vereine und Moscheen sein. Dabei wird neben einer gerontopsychiatrischen Beratung und Information auch zwischen den Institutionen des Gesundheitswesens vermittelt und der Zugang der Migranten zum Versorgungssystem erleichtert (vgl. OZANKAN 2008: 46 ff.). Die Einrichtung pflegt Kontakte zu niedergelassenen türkisch sprechenden Ärzten verschiedener Fachrichtungen, zum Gesundheitszentrum für Migranten in Köln, zum *Arbeitskreis türkischsprachiger Psychotherapeuten*, zur *Deutsch-Türkischen Gesellschaft für Psychiatrie, Psychotherapie und Psychosoziale Gesundheit e.V.* und zu verschiedenen Fachstellen der Wohlfahrtsverbände und der *Informations- und Kontaktstelle für die Arbeit mit Älteren Migranten (IKoM)*.

Als Besonderheit in diesem Zusammenhang ist zu erwähnen, dass die Ärzte der Migrationsambulanz sich mit dem bereits in Abschnitt 3.6 erläuterten Problem fehlender funktionierender Testverfahren für demenzkranke türkische Migranten befasst haben. Dabei entwickelten sie und ein kollektives Demenz-Screeninginstrument – das *TRAKULA* (*„Transkulturelles Assessment mentaler Leistung“*), welches zur Testung älterer türkischer Migranten geeignet ist (vgl. OZANKAN a. a. O.).

4.2   Demenz-Servicezentrum f. Menschen mit Zuwanderungsgeschichte

Die Ursprünge des Demenz-Servicezentrums für Menschen mit Zuwanderungsgeschichte liegen im Rahmen einer Projektarbeit „Demenz und Migration" der Arbeiterwohlfahrt Bezirk Westliches Westfalen e.V. in Kooperation mit der AWO Unterbezirk Gelsenkirchen-Bottrop. Am 01.02.2004 wurde eine „Fachstelle für an Demenz erkrankte Migranten und deren Angehörige" mit zunächst nur einer türkischsprachigen Mitarbeiterin in Gelsenkirchen installiert. Diese Fachstelle hatte zunächst die Aufgabe, betroffene türkische Migranten und deren Angehörige über die Demenzkrankheit zu informieren und gegebenenfalls an geeignete Institutionen weiterzuvermitteln. Es wurde dazu auch sprachlich und kulturell angepasstes Informations- und Aufklärungsmaterial entwickelt Es fanden auch Aufklärungskampagnen bei Betroffenen und Angehörigen, Institutionen des Gesundheitswesens und örtlichen Demenzinitiativen statt (vgl. STREIBEL-GLOTH 2008: 53−61). Außerdem wurden verschiedene muttersprachliche und kulturspezifische Informationsbroschüren und Materialien für die Beschäftigung mit demenzerkrankten Migranten entwickelt. Die Einrichtung kooperiert mit *türkischen Alzheimer -Gesellschaft in Ankara*, eine Abteilung des *türkischen Gesundheitsministeriums* in Ankara, unterschiedlichen *Partnern aus der Region* und der *Ruhr-Universität Bochum*.

Im Dezember 2007 wurde das Zentrum in die Landesinitiative *„Demenz-Service Nordrhein-Westfalen"* als so genanntes *„Demenz-Servicezentrum für Menschen mit Zuwanderungsgeschichte"* einbezogen und verblieb an seinem Standort. Träger der Einrichtung ist der AWO Bezirk Westliches Westfalen e.V. in Kooperation mit der AWO Unterbezirk Gelsenkirchen-Bottrop. Es ist eines der elf Demenz-Servicezentren in Nordrhein-Westfalen, welche jeweils als Anlaufstelle für Betroffene, Angehörige, für medizinisches und pflegerisches Personal, sowie für Selbsthilfegruppen dienen (vgl. KAISER 2009: 76).

Das Zentrum in Gelsenkirchen ist jedoch das Einzige, das muttersprachliche Beratung für Migranten anbietet, und hat daher auch eine beratende Funktion für die übrigen nordrhein-westfälischen Demenz-Servicezentren. Dementsprechend ist die Personalausstattung zu gering, um den Anfragen und anderen Handlungsanforderungen gerecht zu werden. Deswegen richtet sich das Beratungsangebot primär an die türkische Bevölkerung (vgl. KAISER 2009: 76 f.).

4.3   IdeM-Projekt beim Sozialverband Vdk in Berlin

Der Sozialverband VdK Berlin-Brandenburg gründete 2003 die *„Informationsstelle für ältere demenzkranke Migranten"* heute *„Informationszentrum für dementiell* *und psychisch erkrankte sowie geistig behinderte Migranten und ihre Angehörige (IdeM-Projekt)*", welches vom Deutschen Hilfswerk aus Mitteln der *ARD-Fernsehlotterie* und dem *Sozialverband VdK* finanziert wird. Das Informationszentrum vermittelt zwischen betroffenen Migranten und den bestehenden Regeldiensten der ambulanten, teilstationären und offenen Altenhilfe (vgl. KAISER 2009: 77).

Ziele des *IdeM-Projektes* sind Beratung und Aufklärung demenziell erkrankter Migranten und deren Angehörige. Damit öffnet sich ein Zugang zur sozialen, gesundheitlichen und pflegerischen Regelversorgung. Außerdem wird damit gleichzeitig Öffentlichkeit, Politik und Verwaltung auf dieses Versorgungsproblem aufmerksam gemacht (vgl. KAISER 2009: 78). Kooperationspartner der Einrichtung sind die *Berliner Alzheimergesellschaft, Einrichtungen der Migrantenhilfe* und *Migrantenselbstorganisationen.* Die Beratung findet telefonisch und in Sprechstunden statt. Daneben finden Informationsveranstaltungen, muttersprachliche Kurse und Schulungen für pflegende Angehörige oder ehrenamtliche Helfer statt (vgl. KAISER a. a. O.). Informationsmaterialien zur gesundheitlichen und sozialen Versorgung im Alter, zur Demenzkrankheit, Pflegeversicherung und zu dem Begutachtungsverfahren ergänzen das Informationsangebot. Das Zentrum verfügt über eine Datenbank mit fremdsprachigen bzw. bilingualen Ärztinnen und Ärzten der ambulanten, teilstationären und stationären Regelversorgung. Auf Anbieterseite soll ebenfalls durch Information eine Sensibilität für die Bedürfnisse und Problemlagen demenzkranker Migranten geschaffen werden (vgl. KAISER a. a. O.). Einen noch größeren Adressatenkreis erreicht das Zentrum durch Zeitungsberichte und Reportagen in türkischen Medien, wie z. B. Zeitungen und Radiosendungen (vgl. KAISER 2009: 78 f.).

4.4 Institut für transkulturelle Betreuung e.V. Niedersachsen

Das Institut für transkulturelle Betreuung e.V. (ITB) ist ein rechtlich anerkannter Betreuungsverein. Er wurde 1995 in Hannover gegründet und zählt zu den ersten einzig auf die Betreuung von Migranten spezialisierte Betreuungsvereinen in Deutschland (vgl. KAISER 2009: 79). Der Verein entwickelte mit dem Ethno-Medizinischen Zentrum e.v. in Hannover, welches auch Kooperationspartner ist, ein Konzept zur muttersprachlichen, kultursensiblen und integrativen rechtlichen Betreuung. Einige Mitarbeiter sprechen türkisch und haben einen Migrationshintergrund. Sie besitzen einen Hochschulabschluss in einem Sozialberuf. Das Institut genießt seit 1996 landesweite Anerkennung (vgl. KAISER a. a. O.). Die Zuleitung der Migranten erfolgt über die üblichen Wege des Betreuungsrechts. Es besteht zwischen ITB und zuständiger Betreuungsbehörde die Absprache, im Falle von zu betreuenden Migranten sich vorzugshalber an das Institut zu wenden. Es sind im ITB 20 fest angestellte und eine wechselnde Zahl von ehrenamtlichen Betreuern beschäftigt, welche aus dem persönlichen bzw. familiären Umfeld des Betreuten stammen. Das ITB vermittelt auch Kultur- und sprachspezifische Sachverständige, bietet Informationsveranstaltungen an und stellt Informationsbroschüren her(vgl. KAISER 2009: 80).

5. Fazit

Bei älteren türkischen Migranten bestehen viele Risiken, dass sie keinen Zugang zur angemessenen Demenzdiagnostik erfahren. Sprachliche Barrieren sowohl auf Seiten des Rat Suchenden, als auch auf Seiten des Diagnostizierenden sind ursächlich. Scham, kulturelle und soziale Prägung bewirken die Ansicht, sich erst gar nicht einem fremden Hilfesystem anzuvertrauen. Überhaupt erst einmal selbst die Initiative zu ergreifen und sich Unterstützung von einer „offiziellen Stelle" zu suchen, ist aus ihrem Heimatland Türkei unbekannt. Dass viele Einrichtungen nicht über ausreichende Kenntnisse verfügen, kultursensibel beraten zu können oder sich nur in „deutschen Belangen" zuständig erklären, stellt ebenfalls eine Barriere dar.

Aber auch mangelhaftes Wissen über Demenzerkrankungen führen zu einer solchen defizitären Situation. Teilweise wird der Bedarf an medizinisch- pflegerischer Leistung von den Gesundheitsdienstleistern ignoriert.

Um eine gute Versorgung von älteren demenzkranken türkischen Migranten zu gewährleisten, sind die Entwicklung kulturneutraler Diagnosemethoden und die interkulturelle Öffnung der Versorgungseinrichtungen notwendig.

Zwar erfüllen Einrichtungen wie die *Migrantenambulanz der Rheinischen Kliniken Langenfeld,* das *Demenz-Servicezentrum für Menschen mit Zuwanderungsgeschichte in Gelsenkirchen,* das *IdeM-Projekt* und das *Institut für transkulturelle Betreuung e.V. Niedersachsen* als Modellprojekte diese Ansprüche weitgehend, jedoch sind diese in ihrer Art zu gering auf Bundesgebiet verteilt. Dadurch ergeben sich vielerorts Versorgungsdefizite oder sehr lange Anfahrtswege für die Betroffenen und deren Angehörige.

Bislang gibt es auch kaum geeignete psychometrische Untersuchungsverfahren, weil diese zu stark bildungsabhängig und sprachlastig sind. Für eine zuverlässige Demenzdiagnose ist es auch erforderlich, die Anamnese und neurologischen Diagnoseverfahren in türkischer Sprache bzw. Muttersprache oder mit qualifizierten Übersetzern durchzuführen. Die Gruppe türkischer Migranten ist, wie wir bereits oben festgestellt haben, sehr heterogen. Bei der Anamnese ist demzufolge wichtig, die Herkunftsgeschichte (soziale Lage, ökonomische Situation, Gesundheitsverhalten im Herkunftsland), Rollenkonflikte, Abhängigkeiten und kulturelle Familiennormen zu berücksichtigen. Ebenfalls spielt die Integrationsgeschichte (rechtliche und soziale Lage, ökonomische Situation) eine wichtige Rolle. Die eigene Vorstellung zum Leiden, zum Körper und zur Behandlung sind entscheidende Faktoren eine Demenzentwicklung realistisch einordnen zu können.

Bislang existieren jedoch in ambulanten, teilstationären, stationären Einrichtungen wenig bzw. überhaupt kein ausreichend geschultes Personal, oder Fachkräfte mit

Migrationshintergrund, die eine kultursensible Anamnese und Beratung durchführen könnten.

Zahlreiche Migranten haben mit deutschen Institutionen und Behörden schlechte Erfahrungen gemacht. In ihrem Heimatland gibt es keine Beratungsstellen und Beratung wird oft einer Behörde gleichgesetzt. Da Ärzte von türkischen Migranten und auch in der türkischen Kultur als Respektpersonen gesehen werden, könnten diese als „Türöffner" fungieren. Die Ärzte könnten sie über die Erkrankung „Demenz" sowie über bestehende Angebote informieren. Deren Empfehlungen haben einen besonderen Stellenwert bei den Migranten. Der Kontakt zu Ärzten ist eine entscheidende Voraussetzung für die Annahme der Hilfs- und Beratungsangebote.

Da sich die türkische Gemeinschaft in sozialer, religiöser, politischer und gesellschaftlicher Hinsicht sehr heterogen gestaltet, ist es sinnvoll, möglichst verschiedene Kooperationspartner zu gewinnen. Diese können über die Erkrankung informieren und zur Unterstützung Systeme empfehlen. In Kulturvereinen sind „Führungspersönlichkeiten" zu identifizieren, die das ihnen entgegengebrachte Vertrauen dazu verwenden könnten, Mitglieder deutscher Beratungsstellen den Zugang zu den jeweiligen Zielgruppen zu ermöglichen.

Den türkischen Migranten fehlen wichtige und grundlegende Informationen über das Krankheitsbild Demenz. Diese sollten ihnen möglichst niedrigschwellig vermittelt werden. Durch Informationsveranstaltungen kann man sensibel Vertrauen aufbauen, da die Zuhörer nicht ihre private und persönliche Situation dem Gegenüber sofort zu offenbaren brauchen. Das bedingt wiederum, dass eventuell Barrieren für die Inanspruchnahme weiterer Angebote reduziert werden.

Entscheidend ist auch ein Abbau von Ängsten. Es ist wichtig, eindeutig und gegebenenfalls wiederholt Diskretion zu garantieren und darüber zu informieren, dass Informationen nicht an Behörden weitergeleitet werden. Hilfreich kann in diesem Zusammenhang auch sein, zu betonen, dass die Beratung kostenlos ist.

Außerdem kann die in Deutschland vorherrschende „Kommstruktur" durchbrochen werden, indem der Berater einer Einrichtung die Klientinnen und Klienten im familiären Umfeld aufsucht. Dazu könnte ein Treffen mit einer Vertrauensperson zu Hause arrangiert werden. Es ist auch bei Treffen und Veranstaltungen in türkischen Kulturvereinen möglich, die Gelegenheit zu nutzen auf die Migranten zuzugehen.

Als wichtiges Bindeglied zwischen vorhandenen demenzspezifischen Versorgungs- bzw. Hilfesystemen und demenzkranker Migranten können Migrantenselbstorganisationen dienen. Gut ausgebildete, zweisprachige und interkulturell erfahrene, gut integrierte Personen mit einem Migrationshintergrund erleichtern Information, Beratung und Umgang mit den Betroffenen und deren Angehörigen. Zudem ist eine partnerschaftliche Zusammenarbeit mit den Migrantenorganisationen erforderlich, um kulturspezifische Bedürfnislagen und Wünsche Betroffener berücksichtigen zu können. Sie genießen das Vertrauen der Migranten und haben unmittelbare Einblicke in die Lebenssituation vieler älterer Migranten und deren Familien. Dadurch ist es schon in frühen Stadien möglich, Problemlagen zu erkennen und Hilfe anzubieten.

Des Weiteren darf das Arrangement/Engagement vieler Ehrenamtlicher Unterstützer nicht an ethnischen Grenzen aufhören. Man sollte die soziale Unterstützung von Migrantenorganisationen zu Nutze machen, diese Organisationen anerkennen und fördern.

Die Notwendigkeit Hilfe- und Beratungssysteme sozialkulturell anzupassen, ergibt sich aus den konkreten Lebens- und Problemlagen heutiger älterer türkischer Migranten. Diese sind auf staatliche Transferleistungen angewiesen, leben in schlechteren Wohnverhältnissen, haben einen schlechteren Gesundheitszustand und in der Regel ein niedrigeres Bildungsniveau als deutsche Altersgefährten (vgl. KAISER 2009: 99).

Dazu kommt der Umstand, dass die meisten ihrer Altersgruppe kaum in die deutsche Gesellschaft integriert sind (vgl. KAISER a.a.O.). Hier besteht sicherlich ein großer Bedarf an Intergrationsbemühungen sowohl auf deutscher, wie auf türkischer Seite.

Außerdem ist die türkische Migrantenbevölkerung wenig bis gar nicht über die Demenzkrankheit informiert, wie bereits im Abschnitt 3.2 erläutert worden ist. Dies hat natürlich auch zur Folge, dass die Demenzkranken häufig inadäquat versorgt und behandelt werden und pflegende Angehörige mit der häuslichen Pflege überfordert werden (vgl. KAISER a.a.O.; ULUSOY/GRÄßEL 2010: 333 f.). Es ist demnach die Aufklärung (bzw. Information) dieser Bevölkerungsschichten dringend erforderlich. Es müssen Krankheitsbild, Unterstützungs- und Hilfsmöglichkeiten und die angemessene Versorgung demenzkranker Menschen erläutert werden. Die Informations- und Aufklärungsmaßnahmen sollten den kulturellen und sprachlichen Erfordernissen angepasst sein. Erkennen und Diagnose der Demenzerkrankung erfordern eine Anpassung von Assessment- und Testverfahren, so dass diese von ihrer Zielgruppe „verstanden werden".

Mitglieder der Professionen, welche mit türkischen demenzkranken Migranten in Kontakt treten, benötigen neben ihren Fachkenntnissen über Demenzerkrankungen, migrations- und kulturspezifische Informationen.Die Heterogenität türkischer Gesellschaften und die Veränderung jüngerer türkischer Generationen bis hin zur „Single-Gesellschaft" erfordern eine Entlastung familiärer Hauspflegesysteme bzw. pflegender Angehöriger. Dazu ist es aber auch notwendig den Austausch Betroffener zu fördern, um eine Tabuisierung, sowie Scham- und Schuldgefühle entgegenzutreten.

Niedrigschwellige entlastende Angebote können dazu beitragen, pflegende Angehörige zu entlasten. Es wird gleichzeitig Vertrauen und Verständnis entgegen gebracht, aus denen Offenheit resultieren kann, fremde Angebote annehmen zu können. In vertrauter häuslicher Umgebung kann dieses sicherlich besser stattfinden, als in fremder Umgebung einer Beratungsstelle (vgl. KAISER 2009: 100).

Abschließend ist festzustellen, dass die Aussagen des nationalen Integrationsplanes der Bundesregierung aus dem Jahr 2007 (Siehe Abschnitt 2) immer noch weitgehend auf die aktuelle Situation älterer türkischer Migranten und deren pflegende Angehörigen übertragbar sind.

Unsere Analyseergebnisse decken sich weitgehend mit den im Integrationsplan genannten Defiziten.

Migranten haben oft falsche Informationen zum Krankheitsbild Demenz und es ist immer noch ein Tabuthema. Es fehlen ausreichend viele *kultursensible Informations- und Beratungsangebote* insbesondere für pflegende Angehörige. Die Begutachtung von pflegebedürftigen an Demenz erkrankten Migranten ist aufgrund fehlender und im Krankheitsverlauf degenerierter Sprachkompetenzen mangelhaft, da diagnostische Verfahren zum Teil ungeeignet sind. Bei der Vorstellung bestehender *kultursensibler Einrichtungen* (4. Abschnitt) sind zwar sehr gute Ansätze zu erkennen, jedoch fehlt es an der ausreichenden Personaldecke bzw. finanziellen Ressourcen, flächendeckend im gesamten Bundesgebiet eine hinreichende Versorgung zu gewährleisten. Einrichtungen dieser Art sind immer noch die Ausnahme.

Unsere oben in der Einleitung gestellte Frage ist leider folgendermaßen zu beantworten:

Demenzkranke türkische Migranten werden vom deutschen Gesundheits-Beratungssystemen allein gelassen, solange die Gesundheitssysteme nicht ausreichend kultursensibel auf die Bedürfnisse der Menschen angepasst werden.

6. Quellenverzeichnis

ASSION, H.-J. (2005): Migration und psychische Gesundheit. Springer Verlag, Heidelberg

Die Bundesregierung (2007): Der nationale Integrationsplan. Neue Wege – neue Chancen. Berlin: Presse- und Informationsamt der Bundesregierung

GRIEGER, D. (2009): Soziale und gesundheitliche Lage von älteren Migrantinnen und Migranten in der Bundesrepublik Deutschland. In: Schaefer, Jacques-Emanuel (Hrsg.): Alter und Migration: Tagungsband der 15. Gerontopsychiatrischen Arbeitstagung des Geriatrischen Zentrums an der Universitätsklinik Tübingen, Frankfurt am Main: Mabuse, S. 9–23

HAX-SCHOPPENHORST, THOMAS/ JÜNGER, STEFAN (2010): Seelische Gesundheit von Menschen mit Migrationshintergrund, Wegweiser für Pflegende, Verlag Kohlhammer, Stuttgart

KAISER, CLAUDIA, (2009): Ältere Migranten und Demenz, Versorgungssituation, Handlungsbedarf und erste Modellprojekte, VDM Verlag Dr. Müller

KESSLER, J./KALBE, E. (2010): Die Sprachlosigkeit überwinden. In: pflegen: Demenz, Heft 1, S. 30–33

MATTER, CHRISTA/PIECHOTTA-HENZE, GUDRUN [HRSG.] (2013): Doppelt verlassen? Menschen mit Migrationserfahrung und Demenz. In Berliner Beiträge zu Bildung, Gesundheit und Sozialer Arbeit, Band 13, Schibri-Verlag, Berlin – Milow – Strasburg

NESTMANN, FRANK/NIEPEL, THOMAS [Bearb.] (1993): Beratung von Migranten, Neue Wege der psychosozialen Versorgung, Herausgegeben von der Robert Bosch Stiftung, VWB – Verlag für Wissenschaft und Bildung, Stuttgart

OZANKAN, MURAT (2008): Bedürfnisangepasste Behandlung älterer Migrantinnen und Migranten − Interkulturelle Öffnung der psychiatrischen Regelversorgung. In: Teschauer, Winfried/ Sürer, Fatma [Hrsg.], Demenz − Diagnostik und Versorgung bei türkischen Migranten in Deutschland. Ingolstadt: Ingenium, S. 43−52

Pipos, C.-M. (2004): Gesundheitsversorgung von Migranten aus Sicht der Beschäftigten im Bielefelder Gesundheitswesen, Masterarbeit Universität Bielefeld, Fakultät für Gesundheitswissenschaften

Statistisches Bundesamt (2005): Strukturdaten und Intergrationsindikatoren über die ausländische Bevölkerung in Deutschland 2003. Wiesbaden: Statistisches Bundesamt

Statistisches Bundesamt (2006): Bevölkerung Deutschlands bis 2050. 11. Koordinierte Bevölkerungsvorausberechnung. Wiesbaden: Statistisches Bundesamt

Statistisches Bundesamt (Hrsg.) (2009): Statistisches Jahrbuch. Wiesbaden

STREIBEL, R. (2010): Verwirrtheit in der Fremde: Demenzkranke Menschen nicht-deutscher Herkunft. In: pflegen: Demenz, Heft 1, S. 8−13).

STREIBEL-GLOTH, REINHARD (2008), Unterstützung für demenziell erkrankte Migrantinnen und Migranten und deren Angehörige − Gründung eines Demenz-Servicezentrums für Menschen mit Zuwanderungsgeschichte. In: Teschauer, Winfried/ Sürer, Fatma [Hrgs.], Demenz − Diagnostik und Versorgung bei türkischen Migranten in Deutschland. Ingolstadt: Ingenium, S. 53−61

ULUSOY, N./GRÄßEL, E. (2010): Türkische Migranten in Deutschland, Wissens- und Versorgungsdefizite im Bereich häuslicher Pflege − ein Überblick. In : Zeitschrift für Gerontologie und Geriatrie 5, 2010, S. 330−338.

VETTER, P./STEINER, O./KRAUS, ST./KROPP, P./MÖLLER, WULF D.(1997): Belastungender Angehörigen und Inanspruchnahme von Hilfen bei Alzheimerscher Krankheit. In: Zeitschrift für Gerontopsychologie und – psychiatrie, 10. Jahrgang, S. 175–183.

VON BOSE, ALEXANDRA/TERPSTRA, JANNETTE (2012): Muslimische Patienten pflegen, Praxisbuch für Betreuung und Kommunikation, Springer-Verlag, Berlin Heidelberg

WECKER, CLAUDIA/LUPASZKOI HIZDEN; THOMAS (2004): Migranten − in der Pflege alles anders? In: Die Schwester Der Pfleger, 43. Jg. 2004/07, S. 490 −493

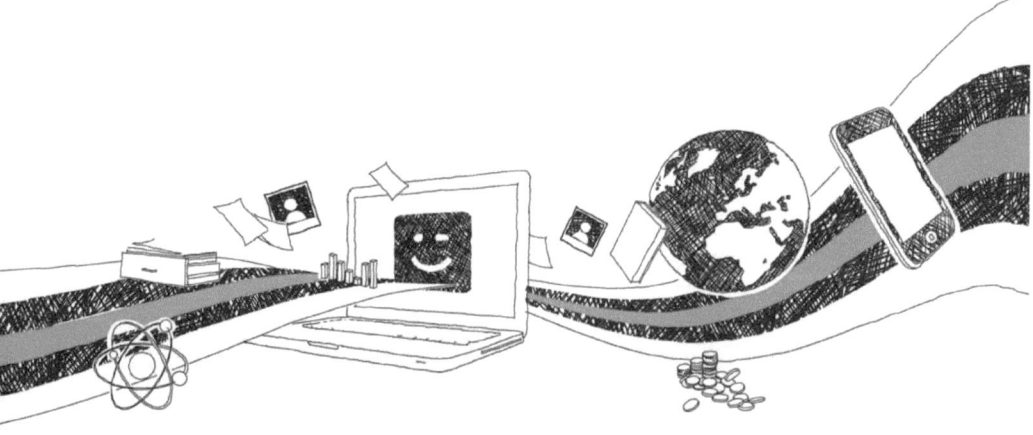
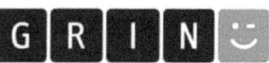